AF297796

APPAREILS DENTAIRES

EN ALUMINIUM

NOTICE SUR LA TUBERCULOSE DENTAIRE

PAR

Richard FANTON

CHIRURGIEN DENTISTE
DIPLOMÉ DE L'ÉCOLE DENTAIRE DE PARIS
DENTISTE DES HOSPICES D'ORLÉANS

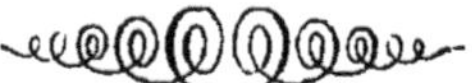

PARIS

J.-B. BAILLIÈRE ET FILS, LIBRAIRES-ÉDITEURS
19, RUE HAUTEFEUILLE, 19

1885

APPAREILS DENTAIRES

EN ALUMINIUM

NOTICE SUR LA TUBERCULOSE DENTAIRE

PAR

Richard FANTON

CHIRURGIEN DENTISTE
DIPLOMÉ DE L'ÉCOLE DENTAIRE DE PARIS
DENTISTE DES HOSPICES D'ORLÉANS

PARIS

J.-B. BAILLIÈRE ET FILS, LIBRAIRES-ÉDITEURS

19, RUE HAUTEFEUILLE, 19

—

1885

RESTAURATIONS BUCCALES

Appareils prothétiques construits pour l'hôpital d'Orléans et la pratique civile.

Bec-de-lièvre simple ou double gueule-de-loup. — Nécroses phosphorées. — Perforations palatines simples ou multiples. — Resections partielles ou totales des mâchoires inférieures ou supérieures. — Accidents syphilitiques tertiaires. — Difformités dentaires. — Anomalies, etc., etc.

Restauration des plaies d'armes à feu.

M. LE Dr CHIPAULT. — Restauration d'une partie du maxillaire droit après son ablation. (Hôpital d'Orléans.)

— Obturateur appliqué pour division congénitale de la voûte du palais. (Hôpital d'Orléans.)

— Obturateur pour perforation de la voûte palatine à la suite d'accidents scrofuleux. (Hôpital des aliénés.)

M. LE Dr DEFAUCAMBERGE (de Gien). — Obturateur pour une division congénitale de la voûte et du voile du palais. L'appareil est muni de plusieurs dents.

— Obturateur pour perforation de la voûte palatine.

M. LE Dr HALMAGRAND fils. — Restauration du maxillaire inférieur brisé par une balle.

— Restauration du maxillaire supérieur gauche qui avait été enlevé à la suite d'une affection cancéreuse.

— Obturateur pour une perforation palatine. L'appareil est muni de plusieurs dents.

M. LE Dr VERDUREAU. — Obturateur pour une division congé-nitale de la voûte et du palais avec luette. Cet appareil est muni de plusieurs dents et porté depuis un an. (Hôpital d'Orléans.)

PIÈCES NON CLASSÉES. — Nez artificiel pour masquer la destruc-tion presque totale à la suite d'un lupus. — Obturateur pour une double perforation palatine, etc., etc.

Tous ces appareils sont exécutés entièrement dans l'atelier de prothèse de M. RICHARD FANTON.

PROTHESE DENTAIRE

APPAREILS A BASE D'ALUMINIUM ESTAMPÉ

Nous n'avons pas pour but d'entreprendre ici l'analyse chimique de l'aluminium ; il nous est presque indispensable d'en dire quelques mots.

L'aluminium est un corps métallique semblable à l'argent.

Sa densité est de 26 ; il est donc quatre fois plus léger que l'argent, sept fois plus que l'or et huit fois plus que le platine.

Wohler, en 1827, n'avait isolé l'aluminium que sous forme de poudre grise ; en 1854, Saint-Claire-Deville est parvenu à l'obtenir en masse métallique.

En prothèse dentaire, l'aluminium est le seul métal que nous puissions employer à l'état de pureté. Les plaques d'or, dont nous faisons un usage habituel, sont faites d'un alliage ; celles de platine contiennent une certaine quantité d'iridium et les soudures destinées à maintenir les crochets et les dents contribuent aussi pour beaucoup à enlever à ces deux métaux de leur pureté.

L'aluminium présente encore l'avantage d'être fort léger. Ainsi, des pièces à succion, couvrant par conséquent une partie du palais et munies de leurs dents, pèsent de 5 à 6 grammes.

Par rapport au caoutchouc, il offre une grand résistance et, par contre, les raccommodages se renouvellent moins souvent et le retrait qui se produit pendant la réparation de l'appareil est presque nul.

Monsieur Pillette, ex-professeur à l'École dentaire de Paris, fit, au mois de juillet dernier, une communication sur les appareils en aluminium coulé, ne faisant que continuer en cela les recherches du docteur Bean. Harris a publié quelques documents sur les travaux de ce maître que la mort empêcha de continuer.

Le système préconisé par M. Pillette peut avoir de grandes qualités, mais n'a certainement pas pour nous celle d'avoir une épaisseur égale dans toutes ses parties pour une base d'appareil quel qu'il soit. Une fois coulé, il faut réparer la plaque, ce qui demande un certain travail et un certain temps, ce qui se trouve évité avec les bases en aluminium estampé.

Nous n'avions pas encore connaissance des travaux dont nous parlions plus haut sur l'aluminium que nous nous appliquions déjà à trouver un moyen d'utiliser ce métal, précisément comme base d'appareil.

Depuis un an environ, les pièces en aluminium sont entrées dans notre pratique quotidienne. Les résultats ont été si concluants, que nous avons pour ainsi dire abandonné le platine.

Notre système consiste à la fixation des dents par le caoutchouc, l'aluminium ou l'étain, sur une base d'aluminium estampé.

Voici notre mode opératoire : Après avoir fait notre plaque de plomb, comme pour les pièces métalliques d'or ou de platine, nous découpons la plaque d'alu-

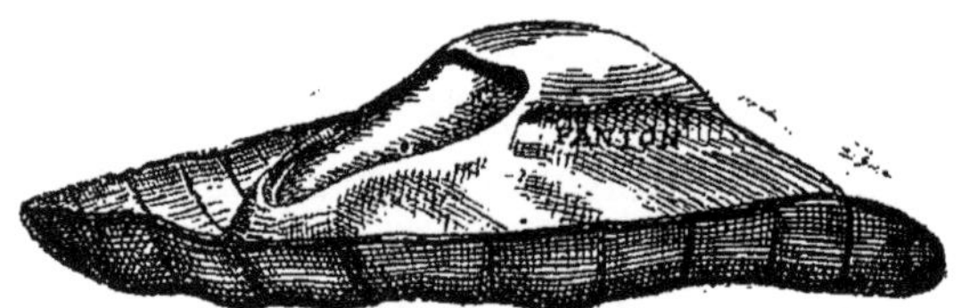

Fig. 1.

minium d'un demi-centimètre plus longue sur le bord gencival. Après l'estampage de cette plaque, nous faisons sur le bord une série de traits de scie espacés les uns des autres de plusieurs millimètres (fig. 1).

La plaque présente ainsi sur les bords où doivent s'ajuster les dents une série de coupures formant un

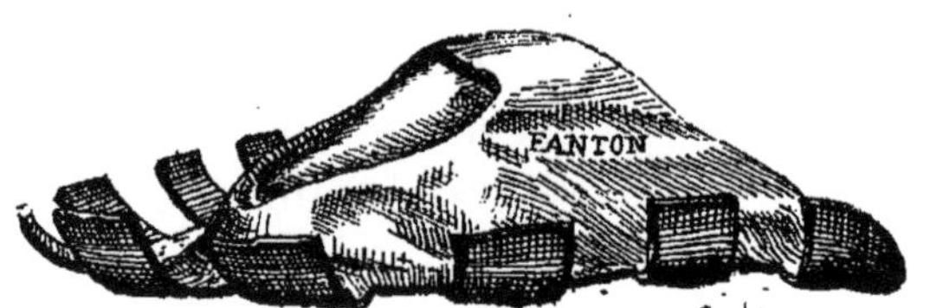

Fig. 2.

certain nombre de lamelles de la longueur que l'on a jugée nécessaire. On enlève successivement avec la cisaille une de ces lamelles, de manière à laisser un espace libre entre elles (fig. 2).

La plaque, comme on peut le voir par la figure 2,

présentera alors un certain nombre de dents que l'on recourbera de manière à former crampon (fig. 3).

Lorsqu'il s'agira de fixer les dents par le caoutchouc, on procédera comme s'il s'agissait d'appareils en or ou en platine, en mettant la pièce en moufle.

Si, au contraire, on veut fixer les dents avec l'aluminium sur cette même base, on enfermera la pièce, préalablement montée en cire, dans un bloc de plâtre; en d'autres termes, on emploie le procédé dit à cire perdue.

Mais, pour obtenir un bon résultat, on ne devra pas oublier d'augmenter la fusibilité de l'aluminium

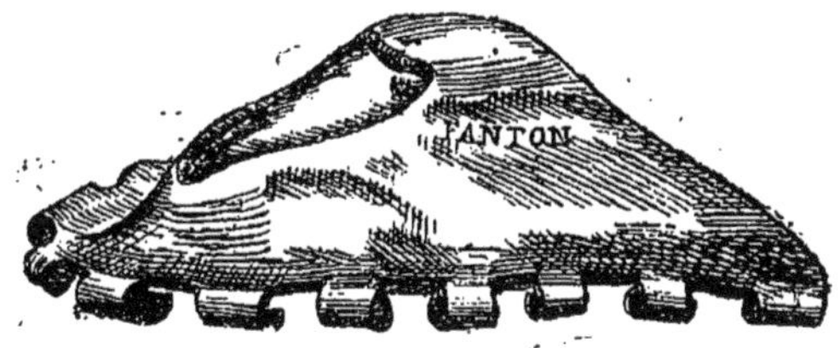

Fig. 3.

par l'addition d'une certaine quantité et de chlorure double d'aluminium et de sodium.

Dans certains cas, lorsqu'il y a solution de continuité dans une pièce de quelques dents, la pièce d'aluminium pourrait se fendre à l'endroit évidé pour le passage des dents qui existent dans la bouche; nous avons obvié à cet inconvénient en enchevêtrant dans les lamelles recourbées faisant crampon un fil de platine dur qui suit tout le contour de la pièce et lui donne une solidité à toute épreuve.

L'aluminium ne s'altère pas dans la bouche et n'a pas, comme le caoutchouc, le désavantage d'irriter les gencives.

Il est inaltérable à l'air et à l'oxygène ; même aux températures les plus élevées, il ne décompose l'eau qu'au rouge blanc, l'acide chlorydrique seul peut l'attaquer.

L'aluminium remplacera tout à fait en prothèse le platine et l'or. Il sera surtout utile dans certains cas de restaurations buccales très compliquées. Un maxillaire entier ne péserait que quelques grammes.

Nous nous occupons en ce moment de faire un obturateur avec luette et voile du palais ; cet appareil sera muni de plusieurs dents, son poids ne dépassera pas 25 grammes.

Un fabricant de dents, M. D., à Paris, a imaginé un système de dents à trous, avec crampons en aluminium, qui devra être employé par tous ceux qui désireront faire ce genre de travail.

En effet, avec ce système, les dents se cassent moins facilement, et le poids, pour un dentier complet, se trouve sensiblement amélioré.

Un autre moyen consiste à souder les dents ordinaires sur une tige de platine, les incisives, canines et la première petite molaire de chaque coté, puis souder cette tige par l'aluminium sur une plaque d'aluminium estampé ; le bloc d'aluminium qui a servi pour ainsi dire de trait d'union entre la tige de platine et la plaque est ensuite sculpté en formes de molaires, puis émaillé par du caoutchouc blanc.

Nous pouvons bien dire, du reste, avant de terminer, que l'aluminium devra être employé dans tous les cas possibles.

Nous voyons, dans une courte notice envoyée par le fabricant de dents dont nous parlions plus haut, que M. Pillette a pris des brevets pour les pièces en *aluminium coulé,* qu'il s'est fait en Italie l'apôtre et le propagateur de ce genre de travail. Nous pouvons l'en féliciter, et dire, comme l'auteur de la notice, que tous les dentistes devraient se mettre à l'œuvre et entreprendre cette fabrication.

Le succès est souvent un enfant de l'audace.

DE LA TUBERCULOSE DENTAIRE

La diathèse tuberculeuse a été étudiée, on peut le dire, avec le plus grand soin, et l'on est même arrivé à admettre que la tuberculose était petite-fille de la syphilis et fille de la strume.

C'est là une opinion que nous ne voulons pas discuter, car nous croyons que la tuberculose peut se manifester d'emblée à la suite de la syphilis, soit héréditaire, soit acquise.

Seulement, il est certain que la diathèse tuberculeuse n'est pas *une*, du moins dans ses manifestations. De même pour la syphilis : tel a des accidents alarmants qui se succèdent coup sur coup, malgré un traitement énergique, tandis que tel autre a des accidents plus bénins, qui, même dans un certain cas, peuvent passer inaperçus et amener des méprises extrêmement fâcheuses.

Quoi qu'il en soit de la parenté de la syphilis, de la strume et de la tuberculose, et à quelque degré qu'on les considère, nous croyons qu'il y a lieu de s'occuper d'une manifestation diathésique de la tuberculose qui a été peu ou point étudiée jusqu'à ce jour.

On s'est occupé, en effet, des manifestations de la tuberculose dans différents organes ; les poumons, le péritoine, les intestins, les reins, le testicule, le cerveau lui-même, ont été tour à tour envahis par cette redoutable maladie.

Enfin, dans ces derniers temps, la carie des os a été considérée comme une fonte tuberculeuse de ces organes. Toutes ces idées, discutées et analysées par les plus grands esprits, ont fini par avoir cours dans la science et par devenir en quelque sorte classiques ; aujourd'hui elles ne se discutent plus, et on admet sans contester que certaines caries des os sont des localisations de la diathèse tuberculeuse dans les organes passifs de la locomotion et du mouvement. On admet aussi que le testicule peut être tuberculeux d'emblée, et le chirurgien a bien soin de respecter cet organe, quand il est atteint, parce qu'il est sûr d'avance qu'aussitôt après l'ablation du testicule tuberculeux, le poumon deviendra tuberculeux. Il en est à peu près de même pour les os, et l'on sait très bien que si l'on enlève, par exemple, un fémur carié, l'os iliaque se cariera à son tour.

Tous ces préliminaires étant posés, succincts peut-être, mais suffisants pour émettre notre idée, tous les organes ou à peu près peuvent donc devenir tuberculeux, et les os eux-mêmes ne font pas exception à cette règle.

Il est cependant toute une série d'organes à la fois durs et sensibles ; on n'a pas songé à leur tuberculisation possible. Ces organes, que je considère comme des organes doués d'une sensibilité spéciale, d'un tact particulier, ce sont les dents. On parle de carie des dents comme on a parlé de carie des os ; maintenant on parle de tubercules osseux : le mot est plus juste que celui de carie. Or nous savons, d'une part, que la dent est un organe spécial, bien que soumis aux lois de tout l'organisme ; d'autre part, que les organes sont atteints de tubercules tout aussi bien que les os. Je voudrais donc voir pour les dents, et dans certain cas, le mot *tuberculose* remplacer le mot *carie*.

Nous savons que la carie dentaire est un ramollissement des tissus durs de la dent, qui finit par détruire leur trame organique et occasionner la production d'un liquide sanieux et purulent à l'intérieur et à la surface du tissu lorsque la périostite se déclare à la suite de la carie.

Supposons une carie dentaire qui, sans cause appréciable, débute de bonne heure, qu'aucun traitement ne parvient non pas à guérir, mais seulement à enrayer, une carie qui suit impitoyablement toutes les dents les unes après les autres, qui marche lentement, mais sûrement : vous aurez ce que nous voulons nommer la tuberculose dentaire.

A la suite de cette tuberculose des dents se présentent des périostites partielles se propageant de proche en proche et finissant par envahir toute la bouche. Or, de toutes les lésions qui peuvent affecter l'organe dentaire, c'est la périostite seule et l'inflammation consécutive qui peuvent provoquer la carie du maxillaire ; cette carie du maxillaire n'est qu'une véritable fonte tuberculeuse.

Il s'agit donc bien ici de tissus osseux et non d'organe spécial. Il est facile d'en tirer déduction.

Cette tuberculose du maxillaire due à l'inflammation du périoste, inflammation produite elle-même par la carie d'une dent, est une fonte tuberculeuse de l'os occasionnée par un organe atteint lui-même de tuberculose par la tuberculose des dents, puisqu'il faut l'appeler par ce nom.

Dans tous les cas que nous avons étudiés, l'examen microscopique nous a montré la présence de baccilles. Ces derniers ont été très nettement constatés dans des préparations à l'eau iodée avec un grossissement de huit cents fois. Les débris de dents tuberculisées et la plus grande partie du dépôt laissé dans des macérations dans l'eau de dents atteintes de tuberculose sont composés de globules blancs, graisseux, purulents, bactilles, leptotrix, buccalis très abondants des *Bacteriens* et *Vibrioniens*, fragments d'*Aspergillus* (1).

Quels remèdes peuvent le mieux combattre la maladie? Serait-il meilleur d'entretenir la maladie sur un point donné pour l'empêcher d'étendre plus loin ses ravages? Dans la thérapeutique, il faut trouver des substances que l'économie ne puisse décomposer tout en résistant longtemps à l'agent infectieux. L'acide phénique et la créosote nous ont donné d'excellents résultats.

Jusqu'à ce jour nous n'avons pas encore obtenu l'anéantissement complet des microbes, c'est-à-dire qu'après un traitement de plusieurs mois la présence des baccilles était encore manifeste. Il est du reste évident que les baccilles tuberculeux opposent une grande résistance aux agents thérapeutiques; ainsi, dans le journal de Ch. Robin, 1883, MM. Cornil et Babes ont vu qu'après avoir laissé des crachats tuberculeux se putréfier pendant trois mois, ces produits conservaient encore leurs baccilles.

(1) Lorsque survient de l'inflammation à la suite de l'emploi de l'acide phénique ou de la créosote, nous employons un badigeonnage au sulfate de zinc; c'est ce qui indique la présence d'aspergillus dans nos préparations.

Du reste, comme le fait très bien observer M. G. Daremberg, dans une communication faite à l'Académie de médecine : « Il ne faut pas chercher à tuer le baccille, parce que si l'on tue les microbes existants sans modifier sensiblement le terrain sur lequel ils se développent, d'autres microbes viendront immédiatement prendre la place de ceux que l'on vient de détruire et l'on n'aura effectué qu'un travail de Pénélope. » Nous ne pouvons affirmer qu'en supprimant toutes les causes, c'est-à-dire toutes les dents atteintes de lésions baccillaires, la maladie ne se porterait pas sur un autre point ; mais en matière de tuberculose des dents, notre opinion est toute faite et toute arrêtée, les preuves viendront un jour.

Du reste, pourquoi refuser ce fait nouveau ?

L'analogie, la marche de la maladie et son incurabilité même, invitent à croire à une tuberculose dentaire ; si à tout cela il se joint un certain état de la bouche, un aspect particulier et spécial des dents, un mauvais état général de l'individu, nous croyons que l'on est forcé d'admettre nos convictions.

Imp. Georges Jacob. — Orléans.

9 782019 984991